BEI GRIN MACHT SICH IHR WISSEN BEZAHLT

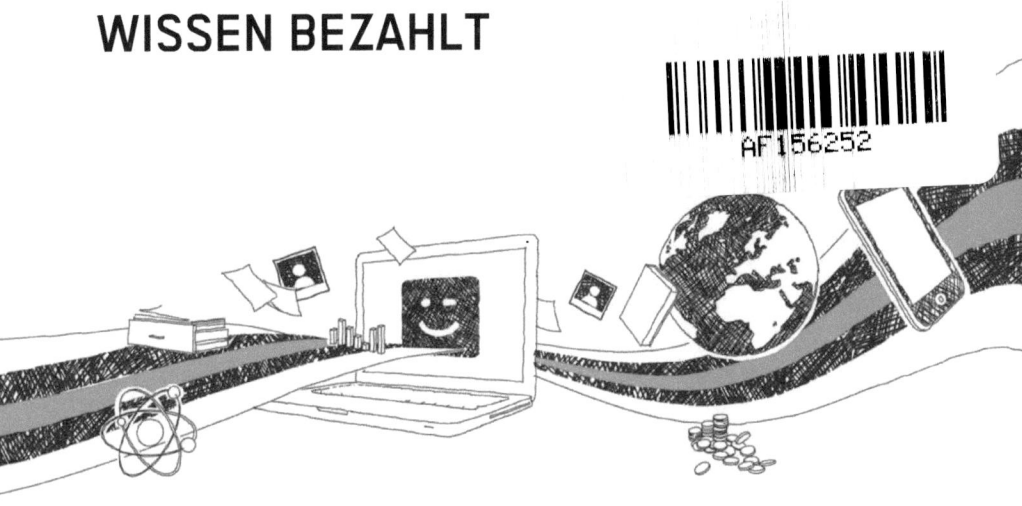

- Wir veröffentlichen Ihre Hausarbeit, Bachelor- und Masterarbeit

- Ihr eigenes eBook und Buch - weltweit in allen wichtigen Shops

- Verdienen Sie an jedem Verkauf

Jetzt bei www.GRIN.com hochladen und kostenlos publizieren

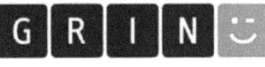

Bibliografische Information der Deutschen Nationalbibliothek:

Die Deutsche Bibliothek verzeichnet diese Publikation in der Deutschen National-
bibliografie; detaillierte bibliografische Daten sind im Internet über http://dnb.d-
nb.de/ abrufbar.

Dieses Werk sowie alle darin enthaltenen einzelnen Beiträge und Abbildungen
sind urheberrechtlich geschützt. Jede Verwertung, die nicht ausdrücklich vom
Urheberrechtsschutz zugelassen ist, bedarf der vorherigen Zustimmung des Verla-
ges. Das gilt insbesondere für Vervielfältigungen, Bearbeitungen, Übersetzungen,
Mikroverfilmungen, Auswertungen durch Datenbanken und für die Einspeicherung
und Verarbeitung in elektronische Systeme. Alle Rechte, auch die des auszugsweisen
Nachdrucks, der fotomechanischen Wiedergabe (einschließlich Mikrokopie) sowie
der Auswertung durch Datenbanken oder ähnliche Einrichtungen, vorbehalten.

Impressum:

Copyright © 2006 GRIN Verlag, Open Publishing GmbH
Druck und Bindung: Books on Demand GmbH, Norderstedt Germany
ISBN: 978-3-656-92600-9

Thomas Löhr

Die Debatte um aktive Sterbehilfe in Deutschland. Argumente der Contra-Position

GRIN Verlag

GRIN - Your knowledge has value

Der GRIN Verlag publiziert seit 1998 wissenschaftliche Arbeiten von Studenten, Hochschullehrern und anderen Akademikern als eBook und gedrucktes Buch. Die Verlagswebsite www.grin.com ist die ideale Plattform zur Veröffentlichung von Hausarbeiten, Abschlussarbeiten, wissenschaftlichen Aufsätzen, Dissertationen und Fachbüchern.

Besuchen Sie uns im Internet:

http://www.grin.com/

http://www.facebook.com/grincom

http://www.twitter.com/grin_com

Inhaltsverzeichnis

1 Einleitung

„Das, was derzeit als "aktive Sterbehilfe" propagiert wird, kommt im Gewand der Barmherzigkeit daher. Es gehe um Erlösung vom Leiden, um Verkürzung sinnlosen Schmerzes, heißt es. Dabei rückt der "gute Tod", die Euthanasie an Schwerkranken das Lebensrecht des einzelnen in einen neuen, erschreckenden Horizont: die oft anstrengende, teure, mühsame Begleitung und Pflege wird plötzlich zu einer beliebigen Alternative. "Muss das denn noch sein?" fragen nicht nur Angehörige, sondern auch Betroffene. Wer jemals die Schuldgefühle älterer oder kranker Menschen erlebt hat, die meinen, sich dafür schämen zu müssen, "welche Mühe" und Kosten sie ihren Nächsten bereiten, mag erahnen, wie schnell aus dem Recht zum Selbstmord eine Pflicht wird. Ähnliches Denken ist bereits etabliert: Schon heute müssen sich oft Eltern, die ein behindertes Kind haben, dafür rechtfertigen, dass es überhaupt zur Welt gekommen ist.

Klar ist, es geht hier nicht um Sterbebegleitung. Niemand will wirklich Sterbenden, die dem Tod entgegengehen, ohne Not und gegen ihren Willen das Sterben verweigern. Es ist heute gute Praxis, dass Menschen entscheiden können, wieweit ihnen noch geholfen werden soll, wenn sie tatsächlich und unwiderruflich dem Tod entgegengehen. Dies ist ein schmaler, sensibler Bereich, rechtlich schwer zu fassen, menschlich kaum zu ertragen.

Aber zwischen sterben lassen und töten besteht ein großer Unterschied, nicht nur für die Ärzte, die sich heftig gegen die ihnen zugedachte neue Rolle wehren. Schon jetzt wird Druck auf Schwerkranke und Sterbende, doch endlich abzutreten, aufgebaut. Die Schweizerische Akademie der Wissenschaften begründete ihre Empfehlungen zur Sterbehilfe bereits mit der "demographischen Entwicklung".

Irrig ist auch die Vorstellung, man könne den Kreis der Todeskandidaten rechtlich eingrenzen. Warum sollte man auch? Wenn erst einmal grundsätzlich entschieden wurde, dass das Leben eines Kranken zur

Disposition stehen kann, ist die Kategorisierung, wie krank er sein muss, um getötet zu werden, die kleinere Übung." (Welt.de ,

15.Oktober 2005)

Das Thema der Sterbehilfe interessiert mich aus familiären Gründen, da meine Oma den Wunsch nach Sterbehilfe mir gegenüber schon ein paar Mal erwähnt hat. So scheint es, dass sie ein Befürworter der Dignitas-Diskussion zu sein. Durch diese Arbeit möchte ich ein Einblick in das Thema gewinnen. Auf Grund der tiefe des komplexen Themas habe ich mich auf die Argumente der Gegner der aktiven Sterbehilfe beschränkt. In dieser Arbeit erkläre ich die unterschiedlichen Formen der Sterbehilfe bzw. Sterbebegleitung. Die meisten von diesen Möglichkeiten werden in Deutschland schon lange geduldet und praktiziert. Die Entstehung der Euthanasie und und deren in Diskussion oft genannte Verbindung zur Sterbehilfe wird in dem folgenden Kapitel kritisch beleuchtet. Dabei gehe ich ins besondere auf den damaligen sozialdarwinistischen Ansatz und den heutigen wohl eher ökonomischen Einfluss ein, der später in der Argumentation des Dammbrucharguments begründet wird. Die häufigsten Argumente der Gegner der Sterbehilfe werden aufgezählt und deren Inhalt kurz erklärt. Bevor ich zu den Ablehnungsgründen komme beziehe ich mit Hilfe von Albert Schweitzer und Peter Singer auf die unterschiedlichen Standpunkte von denen man Ethik sehen kann. Denn dies ist meiner Meinung nach der entscheidende Grund sich für eine Seite der aktuellen Diskussion der aktiven Sterbehilfe zu entscheiden. Das Ende bildet ein Zitat von Klaus Hermann und eine persönliche Stellungnahme von mir.

2 Begriffsklärung

In diesem Abschnitt sollen Begriffe geklärt werden, die in dem Kontext der Sterbehilfe oft verwendet werden. Es soll außerdem eine klare Abgrenzung zwischen verschiedenen Arten der Begleitung in den Tod zeigen bzw. Synonyme aufdecken.

2.1 Reine Sterbehilfe / Sterbebegleitung

„Hiermit sind die Schmerzlinderung und Basisversorgung eines Patienten gemeint, also die Zuwendung und die Körperpflege, die Freihaltung der Atemwege oder das Stillen von Hunger und Durst. Eine solche reine Sterbehilfe ist für den Arzt verpflichtend."(Kreß, Helmut 2003 ,163)
Da jeder Mensch ein würdiges Sterben verdient, ist diese Form der Sterbebegleitung ethisch und moralisch geboten.

2.2 Passive Sterbehilfe / Indirekte Sterbehilfe

Bei diesen Formen der Sterbehilfe stehen die Schmerzen bzw. der Wille der Sterbenden im Vordergrund. Bei der indirekten Sterbehilfe sollen mit Hilfe von hoher Medikamentierung die Schmerzen gelindert werden. In einigen Fällen kann es hierbei zu einer Verkürzung des Lebens kommen, welche dabei in Kauf genommen wird.
Bei der passiven Sterbehilfe wird auf das einsetzen von lebensverlängernden Maßnahmen verzichtet. (vgl. Wikipedia 07.11.2005 – Sterbehilfe)
Wie die passive Sterbehilfe ist auch indirekte Sterbehilfe durchaus zulässig und human vertretbar. „Das Leben ist ein fundamentales, aber kein absolutes Gut, das so seine reine quantitative Verlängerung nicht unter allen Umständen, um jeden Preis angestrebt werden muss."
(Kreß, Helmut 2003 ,164)

2.3 Beihilfe zum Selbstmord (assistierter Selbstmord)

„Selbsttötung mit Hilfe einer Person (oft eines Arztes), die Medikamente oder andere Hilfsmittel zum Selbstmord bereit stellt. Die Beihilfe zur Selbsttötung ist in Deutschland nicht strafbar, die häufig verwandten Wirkstoffe dürfen aber für diesen Zweck nicht verordnet werden. In der Schweiz ist Hilfe zur

Selbststötung nicht strafbar, sofern kein egoistisches Motiv vorliegt (Art. 115 des Strafgesetzbuches), ist aber gemäß den Richtlinien der Schweizerischen Akademie der medizinischen Wissenschaften (SAMW) nicht „Teil der ärztlichen Tätigkeit". In den Niederlanden ist die vorsätzliche Hilfe zur Selbsttötung verboten (Art. 294 des Strafgesetzbuches), allerdings nicht strafbar, wenn sie von einem Arzt unter Einhaltung bestimmter Sorgfaltspflichten begangen wurde und dem Leichenbeschauer Meldung erstattet wurde."

(vgl. Wikipedia 07.11.2005 – Sterbehilfe)

Ab diesem Schritt fängt die eigentliche Mediendiskussion der heutigen Zeit an. Der Arzt darf zwar eine Medikamentenpackung auf dem Nachtschrank liegen lassen, aber darf bei der Einnahme einer Überdosis nicht anwesend sein.

2.4 Aktive Sterbehilfe

„Die aktive Sterbehilfe ist das Töten auf Verlangen, also die gezielte Herbeiführung des Todes durch eine körperfremde Substanz [...]"

(Spacemann, Robert; Fuchs, Thomas 1997 ,34)

Bei dieser Form der Sterbehilfe liegt ein anderer Sachverhalt zu Grunde. Es geht hier um eine gezielte und gewollte Lebensverkürzung, also die Tötung eines schwerkranken oder sterbenden Patienten. Als gezielte Tötung ist diese Form in Deutschland verboten. Aktive Sterbehilfe ist es auch ohne ausdrücklichen Wunsch oder die Einwilligung des Kranken eine begonnene Intensivtherapie absichtlich durch Medikamente zu beenden. Die aktive Sterbehilfe wird auch oft als Euthanasie bezeichnet. Die Unterschiede zwischen aktiver Sterbehilfe und Euthanasie sollen im nächsten Kapitel deutlich werden.

3 Euthanasie

In einschlägiger Literatur wird der Begriff aktive Sterbehilfe und Euthanasie synonym verwendet. Unterschiede sollen hier dennoch herausgearbeitet werden.

3.1 Entstehung der Euthanasie

Die Frage der Euthanasie ist so alt wie die Menschheit selbst. Bereits bei den Naturvölkern, wie z.B. den Eskimos war die Euthanasie in Gebrauch. Damals bezog sich die Sterbehilfe auf unheilbar Kranke, lebensunfähige Kinder und alte Menschen die ausgesetzt oder auf andere Weise getötet wurden.

Diese Form des Tötens findet sich auch im alten Griechenland wieder. Schon Platon sagte: "Wer siech ist am Körper, den sollen sie sterben lassen, wer an der Seele missraten ist oder unheilbar ist, den sollen sie töten." (Ratschow, Carl Heiz 1992 ,6) Die für uns wesentliche Diskussion der Sterbehilfe hat Anfang des Jahrhunderts in Westeuropa angefangen. Ausgelöst durch Charles Darwin und weitergetragen durch den Sozialdarwinismus. Er vertrat die Meinung dass alle „Irrenhäuser" aufgelöst werden sollten und man schwer Geisteskranke nicht pflegen solle. Mit der Verbreitung des Christentums wurden Vorstellungen dieser Art vertrieben, denn man sah das Leben als gottgegeben. Diese religiöse Auffassung verlor in der Zeit der Aufklärung allmählich an Bedeutung und so mehrten sich um die Jahrhundertwende zunehmend Stimmen, die sich für die aktive Sterbehilfe aussprechen.

Der Höhepunkt und eigentlich der Durchbruch der Euthanasiedebatte gelang in Deutschland erst mit der Schrift von Karl Binding, einem Freiburger Strafrechtslehrer. In dieser Schrift „ Die Freigabe der Vernichtung lebensunwerten Lebens" spricht er sich klar für die Straflosigkeit der freiwilligen Sterbehilfe und in einem gewissen Rahmen für die Tötung und „unheilbaren Blödsinnigen" aus.

„Im dritten Reich wurde dann kein ordnungsgemäßes Gesetz zur Euthanasie verkündet, vielmehr erfolgte die Vernichtung so genanntem lebensunwerten Lebens auf Grund eines als „Ermächtigung" ergangenen geheimen „Führerbefehls" (Sterbehilfe, Gebot...,S. 11)

Als der Krieg vorüber war verstummte die Debatte um Euthanasie zunächst unter den Eindrücken des dritten Reiches.

Nach und nach kam es in einer Reihe von Ländern zur Gründung von Gesellschaften mit gleichen Zielen. (vgl. Sterbehilfe, Gebot..., S. 12)

Organisationen dieser Art waren z.B. „Exit" in der Schweiz, „Hemlock Society"
in den USA und die Deutsche Gesellschaft für humanes Sterben" in
Deutschland. Je mehr man sich vom Krieg und den damit verbundenen Taten
des dritten Reiches entfernte, umso mehr wurde die Diskussion um die
Sterbehilfe in Deutschland wieder entfacht. Vom heutigen Standpunkt her gibt
es viele Menschen die sich für die aktive Sterbehilfe aussprechen. Ihre
Begründetheit wird meist in der Forderung nach einem
Selbstbestimmungsrecht des Menschen deutlich. (vgl. Redaktion Via medici
online 07.11.2005) Er soll zum Zeitpunkt seines Todes selbst bestimmen
können. Einen deutlichen Anstieg der Berichte über aktive Sterbehilfe in Funk
und Fernsehen gibt es seit Dignitas in Hannover am 26. Oktober 2005 eine
Zweigstelle eröffnet hat.

(vgl. Redaktion Via medici online 07.11.2005)

Die Parallelen der aktiven Sterbehilfe und der Euthanasie liegen in der
Vernichtung von lebensunwertem. Jedoch bei der von Dignitas geforderten
Möglichkeit geht es um das Recht bestimmen zu können sein eigenes Leben
beenden zu lassen.

4 Ethische Standpunkte zum Thema Sterbehilfe

Bevor ich nun auf unterschiedliche ethische Standpunkte genauer eingehe, möchte ich zunächst erst einmal den Begriff „Ethik" klären.

„Die *Ethik* beschäftigt sich damit, was gutes oder schlechtes Handeln ausmacht. Eine Ethik sagt also, wie der Mensch handeln soll und wie nicht, bzw. wie er sich beim täglichen Handeln zu entscheiden hat. Dazu gehören die Auseinandersetzung mit dem Ausmaß individueller menschlicher Freiheit sowie eine Bestimmung von Gut und Böse. Sie befasst sich hierzu mit den Grundlagen menschlicher Werte und Normen, des Sittlichen und der allgemeinen Moral."(Wikipedia 09.11.2005 -Ethik)

Ethik und Moral spielen in der heutigen Gesellschaft zunehmend eine wichtige Rolle. Oft bestimmen die Menschen selbst was für sie gut oder böse ist. Es existiert eine Vielfalt von Meinungen und Entscheidungen, die ganz individuell getroffen werden können. Die meisten jedoch sind orientiert an dem existierenden Normen- und Wertesystem unserer Gesellschaft. Mehrere Wissenschaftler haben unsere Anschauung von Ethik und Moral besonders geprägt. Ich habe zwei herausgenommen, die konträre Meinungen zueinander vertreten haben und oft zitiert werden.

4.1 Albert Schweitzer

Albert Schweitzer (1857-1965) galt als Genie der Humanität und ist wohl Vorbild geblieben. „In erster Linie meinte er sich zur praktischen Philosophie berufen – in einem konkreten, auf Handlungen wie auf elementares Denken bezogenen Sinne. (Lenk, Hans 2000 ,1)

Schweitzers Schaffen war geprägt von Nächstenliebe und Menschlichkeit. Diese Eigenschaften erwarb er vor allem während seiner Arbeit in Afrika als Missionarsarzt. 1952 erhielt er für seine Arbeit den Friedensnobelpreis.

Er gilt noch heute als ein Begründer der Ethik der Ehrfurcht vor dem Leben. Jeden Willen zum Leben müsse mit der gleichen Ehrfurcht, dem gleichen Respekt begegnet werden. Dabei wird nicht zwischen den Lebensformen unterschieden. Der Lebenswille eines Tieres oder einer Pflanze verdient ebenso Ehrfurcht wie der eines Menschen. Ausgedrückt wird dies im zentralen

Satz: „Ich bin Leben, das leben will, inmitten von Leben, das leben will."(Lenk, Hans 2000 ,13) Hieran habe sich jeder Mensch zu jeder Zeit zu orientieren und im Bewusstsein dieses Leitsatzes zu handeln.

Dieser Grundsatz bedeutet die Begrenzung zwischen dem eigenen Lebenswillen und dem Willen anderer Lebewesen welche den eigenen Willen zur Selbstverneinung zwingt. (Ratschow, Carl Heiz 1992 80 ff)

Aus dem bisher dargestellten lässt sich ableiten, dass Schweitzer der Sterbehilfe gegenüber sehr skeptisch war bzw. sie ablehnt. „Wo ich irgendwelches Leben schädige, muss ich mir darüber klar sein, ob es notwendig ist. Über das Unvermeidliche darf ich in nichts hinausgehen, auch nicht in scheinbar Unbedeutendem[...]" (Lenk, Hans 2000 ,56)

Hierbei wird deutlich das die Tötung von Menschen nach dem Ethikverständnis von Schweitzer inhuman und unsittlich ist. Albert Schweitzer ist für ein moralisches und humanes Miteinander. Auch viele Patienten die Sterbehilfe befürworten, wünschen sich oft eine humane Betreuung und Zuwendung, die aber leider nicht immer erfüllt wird und auf Grund von hoher Kosten für die Gesellschaft von Gesunden oftmals für überflüssig gehalten wird.

4.2 Peter Singer

Peter Singer ist Professor an der Universität von Clayton und ist weiterhin tätig als Direktor des dortigen Zentrums für Bioethik.

Singer geht es in erster Linie um eine praktische, d.h. Eine angewandte Ethik, die auf praktische Probleme bezogen ist. Ich möchte mich auf die Ethik von Peter Singer beziehen, weil er ein klarer Befürworter der Sterbehilfe ist und die eigentliche Diskussion um das gesamte Thema Sterbehilfe durch sein Buch „Praktische Ethik" neu entfacht hat.

Seine Ideen lassen sich grob in vier Begriffskonstellationen ausdrücken: Gleichheitsprinzip, Utilitarismus, Persönlichkeit und Person sowie lebenswertes und lebensunwertes Leben.

Gleichheit

Entscheidendes Merkmal für Singer ist die Empfindungsfähigkeit des Menschen, vor allem die des Leidens. Seiner Meinung nach besitzen

Menschen, die Leiden bewusst erleben die Fähigkeit zu Interessen und können somit auch nach deren Verwirklichung trachten.

„Ist ein Wesen nicht leidensfähig oder nicht fähig, Freude oder Glück zu erfahren, dann gibt es nichts zu berücksichtigen. [...] Wo keine Leidensfähigkeit, da also auch keine Notwendigkeit der Rücksichtnahme [...] (Singer, Peter 1984 ,73)

Dieses Gleichheitsprinzip stellt aber in gewisser Weise doch eine Stigmatisierung dar. Er unterteilt die Menschen in leidensfähige und nicht-leidensfähige Individuen.

Utilitarismus

Der Utilitarismus ist eine philosophische Lehre, bei welcher die Frage nach dem Nutzen im Mittelpunkt steht. Die so genannten Kosten-Nutzen Rechnung stehen stets als zentrales Element zur Bewertung. Bei den Utilitaristen fallen Nützlichkeit und Sittlichkeit zusammen und verschmelzen.

Singer entwickelte den klassischen Utilitarismus von Bentham und Mill weiter und hat hierbei den Begriff der Nützlichkeit bzw. Schädlichkeit mit dem Begriff des Glücks ausgetauscht. Daraus lässt sich erkennen, dass bei Singer eine Handlung nicht nach dem Nutzen bewertet wird, sondern nach dem Glück, was daraus hervorgeht.

„Der klassische Utilitarismus betrachtet eine Handlung als richtig, wenn sie ebenso viel oder mehr Zuwachs an Glück für alle Betroffenen produziert als jede Handlung, und falsch, wenn sie das nicht tut."
(Singer, Peter 1984 ,17)

Persönlichkeit und Person

Diese Begriffe beinhalten die strenge Unterteilung von „Person" und „Nicht-Person", was er an dem Kriterium der Persönlichkeit festmacht. Demnach kann nur, wer eine Persönlichkeit hat, eine Person sein.

Als spezielle Merkmale der Persönlichkeit führt Singer das Vorhandensein von Selbstbewusstsein und das Bewusstsein von Zukunft und Vergangenheit an. Wer diese hat wird laut Singer als eine Person gesehen und wird auch so behandelt. (vgl. (Singer, Peter 1984 ,84)

Lebenswertes und lebensunwertes Leben

Aus den vorher erläuterten Prinzipien zieht Singer die Schlussfolgerung, dass es einerseits Leben gibt, das es zu unterstützen und zu schützen gilt, und andererseits so genanntes unwertes Leben.

So ist nach Singer"[...] das Töten einer Person gewisser Bedingungen ernster zu nehmen, als das Töten eines nichtpersonalen Wesens."

(Singer, Peter 1984 ,111) Laut dieser Ansicht fällt und steht der Wert des Lebens mit dem vorhandenen Bewusstsein und der Erlebnisfähigkeit. Singer sagt hierzu es:"[...] legt daher den Gedanken nahe, dass das Leben eines Wesen, das keine bewussten Erlebnisse hat, über keinen Wert an sich verfügt."(Singer, Peter 1984 ,128)

Sinn und Zweck der Darstellung dieser Begriffe nach Singer ist das Ziel seine ethische Sichtweise zu verstehen. Zentral stellt er die Frage:" Weshalb ist töten verwerflich? (Ratschow, Carl Heiz 1992 ,47)

Singer betont in seiner Arbeit immer wieder die „Heiligkeit des menschlichen Lebens". (Ratschow, Carl Heiz 1992 ,47) Damit meint er die Unantastbarkeit des Lebens. Wenn ich aber seine Ethik bewerte, dann wird ersichtlich, was für ihn „Leben" bedeutet und auf welche Individuen das Tötungsverbot abzielt. Wie oben dargestellt ist zentrales Merkmal die Persönlichkeit, d.h. Das Vorhandensein von Bewusstsein. Aber was ist mit Komapatienten? Ist dies für Singer unwertes Leben?

Zu jenen Menschen, die auf der untersten sozialen Stufe stehen, also nach Singer den geringsten Lebenswert besitzen gehören nebst chronisch, akut Kranke, alte und behinderte Menschen.

Zusammenfassend lässt sich zu Singers Position also sagen, das er der Meinung ist, das Lebensunwertes ohne weiteres getötet werden darf. Eine Voraussetzung dieser Möglichkeit gilt jedoch, dass das Gemeinwohl daraus ein Nutzen hat, also das utilitaristische Prinzip erfüllt ist. Zu der Gruppe des Lebensunwertem gehören z.B. Alte, Kranke, Behinderte und Menschen die im Koma liegen. Die perfekte Form der Sterbehilfe für Singer scheint die passive Sterbehilfe zu sein. Nahrungs- und Therapieentzug hebt Singer hier besonders hervor.

Zur Einführung von Euthanasie nimmt er wie folgt Stellung: „Dieser sehr kleinen Zahl von unnötigen Todesfällen, die eintreten könnten, wenn die Euthanasie legalisiert ist, müssen wir die große Summe von Leiden und Qualen entgegenstellen, die von wirklich todkranken Patienten erlitten werden, wenn die Euthanasie nicht legalisiert ist. Längeres Leben ist kein so hohes Gut, dass es alle Argumente aufwöge. „ (Singer, Peter 1984 ,128)

Ich habe genau diese beiden Positionen aufgeführt, da mir beide Ansätze zu weit an den Polen des Möglichen liegen. Ich kann Singers Meinung nicht ausschließlich vertreten, da mir der Gedanke aller „mit Schwund muss man rechnen" im Kontext des menschlichen Lebens nicht zusagt. Allerdings ist auch die Position von Albert Schweitzer für mein Verständnis von Ethik etwas zu human. Die Gleichberechtigung von Tieren, Pflanzen und Menschen kann ich nur bis zu einem gewissen Punkt mit gehen. Der Mensch sollte darauf achten kein Raubbau zu betreiben und den Bestand von Pflanzen und Tieren schützen. Die Benutzung der Flora und Fauna um sich zu ernähren ist aber Bestandteil des Lebens. Eine ähnliche Position vertritt er auch in einem zentralen oben aufgeführten zentralen Satz, der mich auf Schweitzers Seite schlagen lässt.

5 Contra Argumente

Wenn die deutsche Verfassung die Zulassung der aktiven Sterbehilfe de lege ferenda nicht vollkommen ausschließt, welche Gründe halten den deutschen Gesetzgeber dann davon ab, den Handlungsspielraum der Ärzte durch eine gesetzliche Neuregelung zu vergrößern und dem scheinbaren Willen der deutschen Bevölkerung nachzugehen? Anschließend sollen einige der gängigsten Argumente, die aus deutscher Sicht gegen eine Übernahme des niederländischen Modells sprechen, kritisch nachgezeichnet werden.

5.1 Euthanasie im 3. Reich

Das erste Argument ist rechtshistorischer Art. Es besteht in dem Hinweis, dass sich in Deutschland unter dem Stichwort Euthanasie schon einmal eine Tötungspraxis etabliert hat, die mit der Achtung des Selbstbestimmungsrechts und der Gewährleistung eines menschenwürdigen Sterbens wenig gemein hatte, jedoch ihre Verknüpfungspunkte in dem Bereich „Vernichtung lebensunwertem Lebens" findet. Das Euthanasieprogramm der Nationalsozialisten hatte seine Wurzeln allerdings in sozialdarwinistischen und utilitaristischen Gedankengut, die zu Beginn des vorigen Jahrhunderts nicht nur in Deutschland, sondern auch in anderen Ländern verbreitet waren. In diesem Fall würde es sich weniger um sozialdarwinistische sondern um ökonomische Erwägungen handeln (vgl. Die Wolfsburg 10.10.2005). Es gibt keine Analogie zwischen der Euthanasie der Nationalsozialisten und der aktiven Sterbehilfe der heutigen Diskussion. Es bleibt aber ein ähnlicher Sinn, nämlich die Vernichtung von Lebensunwertem. Auch wenn die Bestimmungsweise entgegengesetzt verläuft.

Es ging bei den, im Rahmen des Euthanasieprogramms durchgeführten, Tötungen nicht darum, Leben zu beenden, welche für die Betroffenen keinen Sinn mehr besaßen, sondern Leben zu beenden, denen vom Standpunkt der Gesellschaft aus der Wert abgesprochen wurde. Es gab keine Einwilligung der Betroffenen. Offen bleibt aber die Frage warum wollen Kranke sich umbringen lassen. Sehen sie selbst keinen Sinn mehr in der Gesellschaft heutiger Zeit? Sollten wir dem Wunsch nachgehen die Tötung vorzunehmen oder wäre es besser den älteren und erkrankten Menschen ein Sinn zu geben? Eine guten Ansatz mit schwerkranken und sterbenden Menschen umzugehen bietet die Palliativmedizin, welche im nächsten Abschnitt beleuchtet wird.

5.2 Die Möglichkeiten der Palliativ-Medizin reichen aus

Das zweite Argument ist rechtlicher Natur. Es besteht in der Behauptung, dass es direkter Tötung nicht bedarf, weil die Mittel der palliativen Medizin ausreichen, um die Leiden der Sterbenden bis zu seinem Ende erträglich zu gestalten. Der Jurist mag die Gültigkeit dieses Arguments nicht vollständig beurteilen können. Entscheidend dürfte jedoch sein, dass die Medizin über Möglichkeiten verfügt Schmerzen zu lindern bzw. vollständig zu hemmen. Unwohlsein oder Depression zu verbessern vielleicht auch diese aufzuheben (vgl. Die Wolfsburg 10.10.2005).

Der Wunsch nach einem schnellen Tod kann somit die Folge einer noch unzureichenden Palliativ-Versorgung sein (vgl. Ärzte Zeitung Online 13.10.2005).

Aufgaben der Palliativmedizin

Aufgabe der palliativen Medizin ist die umfassende Betreuung und Behandlung von Kranken mit chronischen Leiden, die zum Tode führen. Vor allem betrifft dies Patienten mit unheilbarem Krebs, aber auch mit Aids und HIV und bestimmten neurologischen Erkrankungen (Heinz Pichelmaier 03.11.2005).

Experten meinen jedoch, dass diese Gruppe nur rund 10 Prozent aller Palliativpatienten darstellen. Im Vordergrund der Versorgung solle nach Angaben Ulla Schmidts die Linderung der schwer erträglichen Symptome stehen. Das seien in erster Linie Schmerzen, Depressionen, Luftnot, Übelkeit und Erbrechen, Verstopfung oder Verwirrtheit (vgl. krankenkassen direkt 03.11.2005)

Daten und Jahreszahlen der Palliativmedizin

Der Präsident der Deutschen Gesellschaft für Palliativmedizin meint, dass dies eine wahrlich große und nach der Prognose der WHO größer werdende Aufgabe für die Palliativmedizin bedeutet. In Deutschland sterben pro Jahr ungefähr 250.000 Menschen an bösartigen Erkrankungen. Während in Amerika 1960 das Aufsehen erregende Buch der Schweizer Ärztin Kübler-Ross erschien und Cicely Saunders in London 1967 das erste moderne Hospiz gründete, dauerte es in Deutschland bis 1983, ehe mit der Kölner Palliativstation die erste Einrichtung dieser Art geschaffen wurde. Im April

1996 gab es in Deutschland 26 Palliativstationen, 30 stationäre Hospize, 6 Tageshospize, 268 Hausbetreuungsdienste und 183 Hospizinitiativen. 539 Betten standen 1995 zur Verfügung. Inzwischen ist die Zahl derartiger Einrichtungen weiter gestiegen. Die folgenden Grafiken sollen einen Überblick über die Verteilung der palliitivmedizinschen Versorgung in Deutschland geben

(vgl. Heiz Pichelmaier 03.11.2005).

Übersichtskarte 1

Zur Verteilung der Palliativeinrichtungen in den einzelnen Bundesländern.
Quelle: Pallitativmedizin 2000 - Stationäre und ambulante Palliativ-
und Hospizeinrichtungen in Deutschland, Köln 1999.

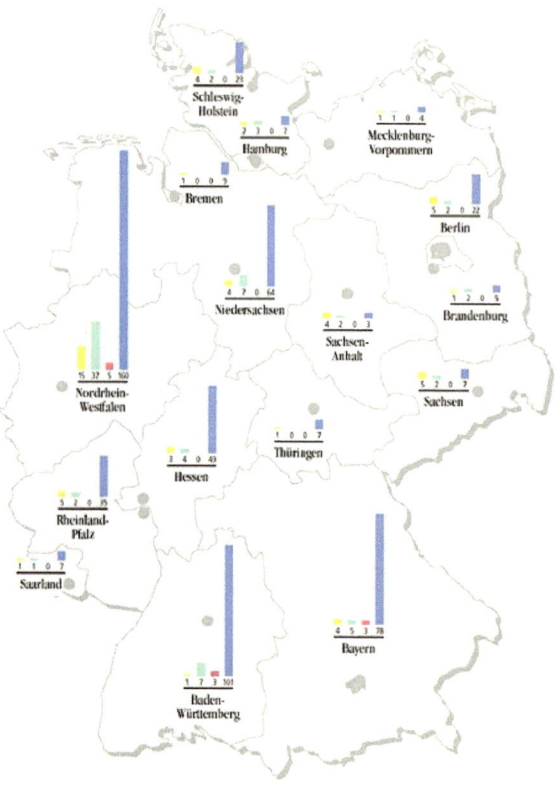

P ▪ stationäre Palliativeinrichtung
H ▪ stationäre Hospize
W ▪ Wohneinrichtungen für Patienten mit HIV/Aids
A ▪ ambulante Hospizdienste und Hospizeinrichtungen

(Bundesarbeitsgemeinschaft Hospitz 03.11.2005)

Übersichtskarte 2

Über die stationären Palliativeinrichtungen, stationären Hospize und
Wohneinrichtungen.

Quelle: Pallitativmedizin 2000 - Stationäre und ambulante Palliativ- und Hospizeinrichtungen in Deutschland, Köln 1999.

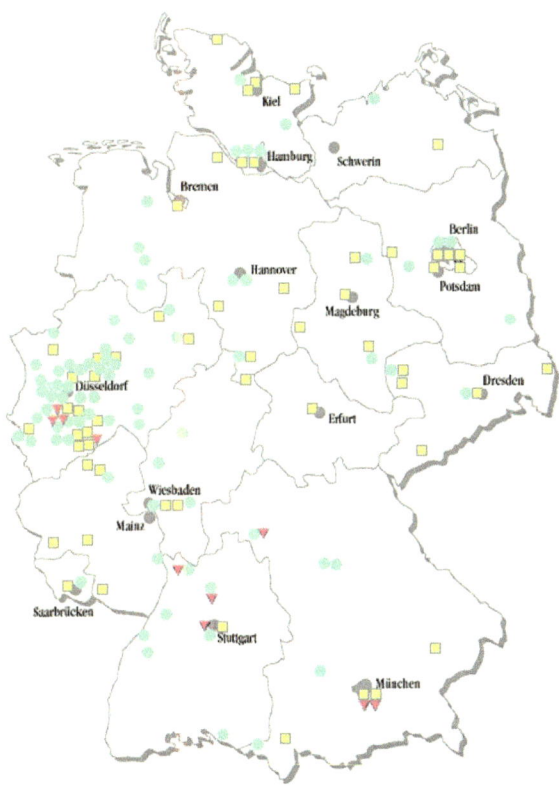

P ▪ stationäre Palliativeinrichtung
H ▪ stationäre Hospize
W ▪ Wohneinrichtungen für Patienten mit HIV/Aids

(Bundesarbeitsgemeinschaft Hospitz 03.11.2005)

Ulla Schmidt gegen Sterbehilfe - mehr Geld für Palliativmedizin

Erneut wird in Deutschland darüber diskutiert, ob die aktive Sterbehilfe für unheilbar Kranke zulässig sein soll. Bundesgesundheitsministerin Ulla Schmidt (SPD) - designiert auch für die kommende Legislaturperiode - lehnt die Forderung nach dem selbstbestimmten Sterben in Würde bisher jedoch strikt ab. Mit einem grob umrissenen Programm zur "Palliativmedizin" wolle sie den Schwerstkranken bis 2009 ermöglichen, "ohne unnötige Leiden in Würde und wo immer möglich und gewünscht zu Hause bis zum Tod betreut zu werden". Inhalt der Palliativmedizin ist es, Krankheitserscheinungen zu mildern, ohne deren Ursachen zu beheben. (vgl. krankenkassen direkt 03.11.2005)

Vorzuwerfen ist dem deutschen Gesundheitssystem mit Sicherheit, dass sie zu spät in die Palliativmedizin eingestiegen ist und den Ausbau solcher Einrichtung nur langsam vorantreibt. Es ist ebenfalls Fakt, dass für die zu erwartenden palliativmedizinischen Fälle zu wenig Plätze zur Verfügung stehen. Eine Lösung dieses Problems kann es aber nicht sein Patienten dieser Kategorie zu töten.

5.3 Das Dammbruchargument

Das Dammbruchargument bezieht sich auf den so genannt Dammbruch-Effekt. Dieser Effekt wird auch das Argument der schiefen Ebene genannt. Tröndle hat behauptet, kein Einwand sei gewichtiger. Hinter der Befürchtung des Dammbrucheffekts steckt die Angst auf Ausweitung bzw. weitere Aufweichungen der Kriterien. Die Zulassung der aktiven und direkten Sterbehilfe würde nur der erste Schritt auf dem Weg zur vorsätzlichen Tötung weiterer Gruppen von Menschen sein. Im Zweifel würden es diesesmal nicht die sozialdarwinistischen sondern die ökologischen Gründe sein, die über den Todeszeitpunkt entschieden. Die Todesspritze sei halt günstiger als eine palliative Medizin, die die Symptome bekämpfe, ohne der Ursache noch Herr werden zu können. Auch das Todesverlangen eines Patienten biete keine Sichere Grenze, weil es leicht zu manipulieren und im Kern nur ein Hilferuf sei (vgl. Die Wolfsburg 10.10.2005). In den Niederlanden vertreten Politiker bereits die Auffassung, auch Demenzkranke und eben nicht einwilligungsfähige Personen sollten getötet werden können. Und im dortigen Justizministerium wird bereits ein Gesetzentwurf vorbereitet, der die Tötung schwerbehinderter Kleinkinder legalisiert. Dies sind keine Horrorvisionen, sondern Realitäten in einem europäischen Nachbarland, das als Pionier der

"Sterbehilfe" gilt und in dem jährlich Tausende getötet werden. Wer Kranke tötet, beseitigt nicht das Leid, sondern die Leidenden. Diese aber brauchen nicht die Giftspritze, sondern Schutz und Zuwendung."

(Welt.de ,15.Oktober 2005)

Die Totesspritze würde dem deutschen Gesundheitssystem nicht nur eine Menge sparen, sondern auch einem Verein die Möglichkeit geben mit dem Tod Geld zu verdienen. Die Ärzte Zeitung gibt hierzu folgenden Kostenpositionen von Dignitas an:

	Aufnahmegebühr	72,- Euro
+	Jahresbeitrag	36,- Euro
+	Todesberatung durch Arzt	335,- Euro
+	Selbstmordbegleitung	665,- Euro
Gesamt		**1108,- Euro**

(vgl. Ärzte Zeitung Online 16.10.2005)

Das dieses Argument nicht von der Hand zu weisen ist, zeigt eine Debatte, auf erstmal nur politischer Ebene. So schreibt die Welt dazu folgendes: „In den Niederlanden vertreten Politiker bereits die Auffassung, auch Demenzkranke und eben nicht einwilligungsfähige Personen sollten getötet werden können. Und im dortigen Justizministerium wird bereits ein Gesetzentwurf vorbereitet, der die Tötung schwerbehinderter Kleinkinder legalisiert. Dies sind keine Horrorvisionen, sondern Realitäten in einem europäischen Nachbarland, das als Pionier der "Sterbehilfe" gilt und in dem jährlich Tausende getötet werden. Wer Kranke tötet, beseitigt nicht das Leid, sondern die Leidenden. Diese aber brauchen nicht die Giftspritze, sondern Schutz und Zuwendung."

(Welt.de ,15.Oktober 2005)

5.4 Aufklärung – statt „schnelle Lösung"

Die rechtliche Situation ist zu wenig publik, diese Situation ist ein Nährboden für „die schnelle Lösung".

In diesem Abschnitt soll ein Überblick über indirekte Sterbehilfe und Beihilfe zum Selbstmord gegeben werden. Beide Varianten sind in der Bundesrepublik Deutschland schon lange straflos.

Straflosigkeit der indirekten Sterbehilfe

Unter indirekter Sterbehilfe wird das Verabreichen von schmerzstillender Medikamente genannt. Auch wenn deren Einsatz unbeabsichtigt, aber unvermeidlich zu einer Lebensverkürzung führt, ist diese Dosierung straflos. In der Literatur wird bereits bestritten, dass eine solche Medikation überhaupt den Straftatbestand der Tötungsdelikte (§ 212 ff. StGB) erfüllt. Der Bedeutungszweck dieser ärztlichen Handlung ist auf die Linderung der Schmerzen und nicht auf Tötung des Patienten ausgelegt (vgl. Die Wolfsburg 10.10.2005).

Straflosigkeit der Beihilfe zum Selbstmord

Nach deutschem Recht ist auch die Beihilfe zum Selbstmord straflos. Dies entspricht deutscher Rechtstradition seit der Geltung des Reichsstrafgesetzbuch. Aus niederländischer Sicht wird gemutmaßt, dass der Unterschied des deutschen und niederländischem Recht nicht groß sei, da Ärzte sich bei aussichtslos Leidenden auf diesen Paragrafen berufen können. Als Präzedenzfall ist hier das Witting-Urteil zu nennen, bei dem ein Arzt nicht verurteilt wurde, nachdem er einer Frau, die schwer Herzkrank war und eindeutig den Suizidwillen geäußert hatte, nicht wiederbelebte.
(vgl. Die Wolfsburg 10.10.2005).

Die unklare Rechtssituation wirft weitere Fragen auf, die Klärungsbedarf bedürfen, wenn eine rechtliche Grundlage für die aktive Sterbehilfe entstehen sollte.

5.5 Wer darf entscheiden: länger leben vs. früher sterben?

Wichtige Fragen im Bezug der Sterbehilfe ist: „wer ist unheilbar krank?" oder „wer definiert den Zustand unheilbar krank?" (vgl. Wikipedia 28.10.05). Selbst die Ärztezeitung hinterfragt die Möglichkeit, dass ein Arzt entscheiden muss, ob er einen Suizid zulässt bzw. einleitet fraglich entgegen (vgl. Ärzte Zeitung Online 16.10.2005).

In Deutschland müssten Gremien oder Einrichtungen gebildet werden, die über die Zulässigkeit von Sterbehilfe in allen Fällen entscheiden. Wer soll bzw. will verantwortlich sein zur Durchführung einer Sterbehilfe? Die deutsche Ärzte Zeitung stellt diese Frage kritisch und scheint diese Verantwortung von den Ärzten fern halten zu wollen. (vgl. Ärzte Zeitung Online 16.10.2005) Es bleibt aber nicht nur die Fragestellung der Entscheidung, sondern auch der Durchführung. So wird die Frage gestellt:

wer soll weisungsgebunden eine aktive Sterbehilfe durchführen dürfen?

(Ärzte Zeitung Online 16.10.2005)

Es bleibt ebenfalls nicht aus sich über die Möglichkeit eines Missbrauchs Gedanken zu machen. (vgl. Wikipedia 28.10.05)

Es bleibt nur die Annahme, dass bis zum jetzigen Zeitpunkt keine Partei, kein Politiker oder Verband Lösungsmöglichkeiten gefunden hat, diese unwiderrufliche Entscheidung treffen zu wollen? (Ärzte Zeitung Online 16.10.2005)

6 Schlusswort

Klaus Hermann nennt ein Beispiel in seinem Artikel in der Braunschweiger Zeitung: „Was ist, wenn der Eskimo nicht freiwillig zurück bleibt, sondern zurückgelassen wird, bzw. freiwillig zurückbleibt, da er der Meinung ist nur noch eine Last zu sein" (Newsclick.de 06.10.2005). Heute kann durch die Palliativmedizin der Schmerz so weit gelindert werden, dass man den Tod nicht gleichzeitig mit Leiden in Verbindung bringen muss (vgl. Newsclick.de 06.10.2005). Die für mich tiefgreifendste Fragestellung betrifft den Generationsvertrag. Dieser ist schwer einzuhalten obwohl bereits vor Abschluss des Vertrages deutlich war, dass dies keine Dauerlösung sein kann. Schon damals war bekannt, dass durch die nachlassende Geburtenrate die nachwachsenden Generationen höhere Belastungen zu tragen haben.

Was ist, wenn ältere Menschen den Suizids aus dem Grund von Rollenverlust treffen? Wenn Eltern sich umbringen lassen, damit Sie nicht das ganze Erbe für medizinische Versorgung verbrauchen oder gar von ihren Kindern zum Suizid gedrängt werden. Im Art. 20 GG steht: „die Bundesrepublik Deutschland ist ein demokratischer und sozialer Bundesstaat"(Gesetze für Sozialberufe , 6). Ist das noch sozial? Ist es der richtige Weg Beihilfe zum Sterben einzuführen? Einfühlsame Begleitung des Sterbenden ist der einzige Weg ein Leben in Würde zu Ende gehen zu lassen. Die Medizin hat Mittel Schmerzen und Leiden zu lindern. Beides kann Teil des Lebens sein. Der Umgang damit gibt Aufschluss, wie human eine Gesellschaft wirklich ist. Wer den schnellen Tod propagiert und dazu beitragen will, verstärkt die Tendenz, das Sterben als Teil des Lebens weiter aus Alltag und Bewusstsein zu verdrängen (Ärzte Zeitung Online , 30.09.2005).

Gerade das Dammbruchargument mit dem ökonomischen Beweggründen finde ich sollte Einhalt geboten werden. Mein Ethikverständnis ist an diesem Punkt überschritten. Ich bin für eine

Trennung von ökonomischen und ethischen Argumenten. Die ethischen sollen meiner Meinung nach auch weiterhin im Vordergrund stehen. Was meine Oma angeht, glaube ich wenn sie wirklich einen Suizid vornehmen wollen würde, würde sie diesen einfach vollziehen. Ich halte das für ein Aufschrei nach Aufmerksamkeit und nicht für einen wirklichen Todeswillen.

7 Stichwortverzeichnis

8 Literaturverzeichnis (Bücher)

Carl Heiz Ratschow (1992): Wenn Sterbehilfe töten darf - Ethische Erwägungen zur Euthanasie. Wuppertal:

Hans Lenk (2000): Albert Schweitzer- Ethik als konkrete Humanität. Münster-Hamburg-London: LIT Verlag

Helmut Kreß (2003): Medizinische Ethik - Kulturelle Grundlagen und ethische Wertkonflikte heutiger Medizin. Stuttgart: Kohlhammer

krankenkassen direkt: News vom 21.10.2005, in krankenkassen direkt vom

Peter Singer (1984): Praktische Ethik. Stuttgart: Reclam

Spacemann, Robert; Fuchs, Thomas (1997): Töten oder Sterben lassen. Freiburg im Breisgau: Herder

Ulrich Stascheit (2005): Gesetze für Sozialberufe. Baden-Baden: Namos

9 Literaturverzeichnis (Informationsmedien)

Ärzte Zeitung (13.10.2005): Angebot für Sterbebegleitung sollen besser vernetzt werden [http:aerztezeitung.de] : Internet

Bundesarbeitsgemeinschaft Hospiz (03.11.2005): Zur Verteilung der Palliativeinrichtungen in den einzelnen Bundesländern [http://www.hospiz.net/pal/karte.html] : Internet

Guido Heinen (15.10.2005): Debatte Aktive Sterbehilfe in Deutschland - ja oder nein? [http://welt-online.de] : Internet

Heinz Pichelmaier (03.11.2005): Aufgaben der Palliativmedizin [http://www.hospiz.net/pal/aufgaben.html] : Internet

Klaus Hermann (06.10.2005): Leben lernen [http://www.newsclick.de] : Internet

Mechthild Herberhold (10.10.2005): Töten aus Barmherzigkeit? [http://www.die-wolfsburg.de/sterbehilfe.pdf] : Internet

Redaktion Via medici online (07.11.2005): Dignitas eröffnet Zweigstelle in Hannover - Argumente und Hintergründe [http://www.thieme.de/viamedic/medizin/aerztliches_handeln/dignitas.html] : Internet

Redaktion Via medici online (07.11.2005): Dignitas eröffnet Zweigstelle in Hannover - Argumente und Hintergründe [http://www.thieme.de/viamedic/medizin/aerztliches_] : Internet

Wikimedia Foundation Inc. (06.10.2005): Sterbehilfe [http://de.wikipedia.org/wiki/Hauptseite] : Internet

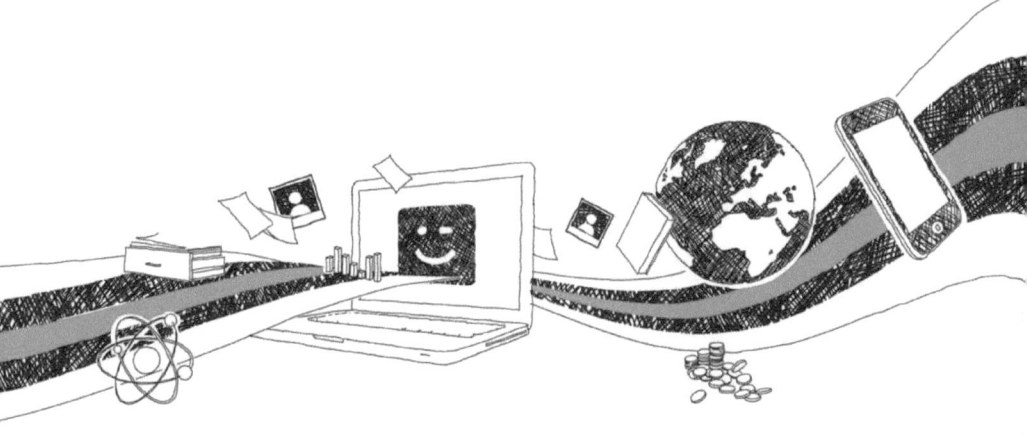
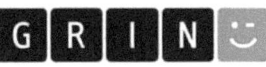